DEUXIÈME CONGRÈS NATIONAL D'ASSISTANCE

Note sur l'Assistance familiale des Aliénés

Par M. le Dr BROUSSE

Membre du Conseil Municipal de Paris.

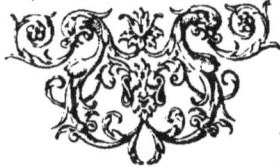

ROUEN

IMPRIMERIE CAGNIARD (LÉON GY, SUCCESSEUR)

1898

———✕———

Note sur l'Assistance familiale des Aliénés

Par M. le Dr BROUSSE

Membre du Conseil Municipal de Paris.

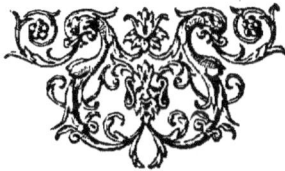

ROUEN

IMPRIMERIE CAGNIARD (LÉON GY, SUCCESSEUR)

—

1898

NOTE SUR L'ASSISTANCE FAMILIALE DES ALIÉNÉS

Par M. le Dr BROUSSE

Membre du Conseil municipal de Paris.

La colonie familiale de Dun-sur-Auron est maintenant connue, de nom au moins, par tous les aliénistes. Et un grand nombre de nos confrères français et étrangers nous ont fait l'honneur de venir la visiter. Le moment semble venu de présenter au public les résultats que le département de la Seine a obtenus par cette création. Délégué à ce Congrès par ce département, je crois de mon devoir d'accomplir cette tâche.

La colonie familiale de Dun fut établie en 1892, dans le but modeste de diminuer l'encombrement si regrettable des asiles de la Seine. Destinée à l'hospitalisation de déments séniles, elle apparut d'abord comme un fait exclusif d'assistance publique. Mais par la suite naturelle des choses, elle est devenue en outre une très intéressante institution pouvant servir au traitement de certaines formes d'aliénation mentale.

Certainement, et nous nous empressons de le reconnaître, le succès de cette création, dont le Conseil général de la Seine a le droit de s'enorgueillir, est dû à l'habile et très prudente direction de notre confrère, M. le Dr Marie. Mais elle portait en soi des germes de vie intense, d'une vie propre, indépendante de la valeur et de la sagesse de ceux à qui en fut confiée la direction administrative et technique.

Les résultats obtenus ont été même si satisfaisants que, dans sa dernière session, le Conseil général de la Seine ne s'est pas borné à demander l'extension de la colonie à l'augmentation du nombre de ses malades, mais il a émis formellement le vœu d'en généraliser les bienfaits par l'installation d'une annexe destinée aux hommes. Il ressort en outre des débats qui ont eu lieu dans l'assemblée départementale que, sans se départir de la prudence indispensable en ces matières, le Conseil général verrait sans peine étendre les admissions à d'autres catégories de malades que les déments séniles, par exemple à certaines psychoses mélancoliques tardives et aux tranquilles convalescents.

Nous espérons ainsi mettre notre colonie familiale au niveau des institutions d'assistance de même ordre qui florissent à l'étranger. Nul n'ignore, en effet, que si c'est en France, comme le rappelle M. le Dr Pactz, que furent faites les premières tentatives de colonisation agricoles, en 1820 à Bicêtre, en 1832 à la ferme Sainte-Anne, en 1847 à la colonie de Fitz-James, que si la conception pratique du système familial appartient en somme, comme le faisait remarquer Esquirol, à l'administration française, notre pays a été devancé quant à l'organisation des divers modes d'assistance des aliénés dans les pays voisins.

L'encombrement de nos asiles ne peut pas être contesté sérieusement. Et il ne date pas d'hier. Lunier, il y a quinze ans, récapitulant le mouvement de l'aliénation mentale depuis 1835, montrait que les entrées pour démences incurables avaient augmenté d'un tiers et fait tomber le quantum des cures de 40 à 25 o/o par rapport aux entrées. M. Febvré, dans son rapport général pour 1895, s'exprimait, à son tour, ainsi :

« Ce qui frappe surtout dans nos asiles, c'est l'énorme proportion des démences : 102 malades sont entrées atteintes de démence ; 38 seulement étaient classées sous la même rubrique, en 1894 ; si cette proportion devait s'accentuer dans les statistiques ultérieures, le service changerait de destination ; il se transformerait, peu à peu, pour devenir un service d'incurables. »

M. Garnier, dans une période de trois ans, trouve que la proportion des admissions pour démence représente les 29,7 o/o. Or, le Dr Toulouse fait remarquer qu'au temps d'Esquirol cette proportion n'était que de 18 o/o.

Au bureau d'admission de Saint-Anne, M. Magnan a fait maintes fois les mêmes constatations. Le savant médecin de Saint-Anne reconnaît que les séniles dépassent de beaucoup le sixième des entrées annuelles.

Les conseillers généraux de la Seine, le Dr Deschamps, le Dr Dubois, le Dr Navarre, furent tous frappés, comme moi, de cette cause d'encombrement de nos asiles.

Les résultats de cet état de choses sont en tous points regrettables.

« L'asile encombré, écrit un de nos meilleurs confrères, ne peut offrir de place libre et facile aux entrées précoces, d'où un retard à l'internement et à l'admission des malades, après la phase initiale du début, le seul propice à l'intervention curative. Si encore les chroniques à l'état naissant pouvaient être l'objet d'une attention spéciale soutenue, et concentraient sur eux les efforts du médecin ! Mais, non, ils sont répartis dans des sections de 5o à 6o malades chacune, catégorisés, non pas cliniquement, mais en gâteux, agités, semi-agités, tranquilles et travailleurs. On voit que c'est là une classification d'infirmier, mélangeant les variétés les plus disparates et les confondant.

« Dans ces sections, le médecin passe chaque jour, comme le général devant ses troupes, il ne peut voir que la masse en bloc et perd de vue l'individu. Que peut faire, dans ces conditions, l'aliéniste le plus distingué et certes nous en avons beaucoup dans nos asiles ?

« Le public nous demande des cures et notre organisation administrative permet à peine un diagnostic précis, car on ne peut considérer comme un diagnostic précis les certificats officiels et les registres légaux. Je le demande à tous, est-il une affection qui nécessite pour être connue et traitée, un examen plus approfondi, une observation plus minutieuse, plus prolongée, plus intime que la folie ? Aucun médecin de nos asiles publics ne saurait nier que l'organisation actuelle de la plupart de nos services d'asiles proprement dits nous met dans l'impossibilité matérielle de procéder à un tel examen de tous les malades confiés à nos soins ; dès lors on ne saurait nous reprocher notre impuissance thérapeutique, alors même que la guérison de la folie serait une question plus avancée et mieux résolue. »

Un exemple : Le trouble mental le plus fréquemment observé n'est-il pas, comme l'a fait remarquer le Dr Toulouse, la psychose mélancolique tardive fruste ? Nombreux sont, en effet, ces vieillards qui tombent dans un état de mélancolie avec des idées de persécution caractérisées essentiellement par une méfiance certainement maladive (Vallon). Et M. le Dr Ritti, au Congrès de Bordeaux, développait cette idée, que la guérison d'un certain nombre de mélancolies est presque aussi fréquente que celle des vésaniques de l'âge mûr, lorsque le malade peut être placé dans des conditions suffisamment favorables. Cette manière de voir est parfaitement juste, en ce qui concerne la mélancolie sénile, où cette possibilité de la guérison tient, comme l'a montré M. Vallon, à la nature des causes qui engendrent l'affection mentale. Si, contre les peines purement morales, l'action du médecin est le plus souvent minime, cette action devient puissante quand elle est aidée par les moyens de satisfaire les besoins matériels. Il peut arriver à dissiper le chagrin, en faisant cesser la misère qui en fut la cause initiale. Ici, comme dans toutes les circonstances où on peut s'adresser à la cause même du mal, on obtient des résultats favorables. La thérapeutique étiologique est celle qui conduit le plus sûrement à la guérison.

Le sénile est devenu mélancolique par privations physiques; donnez-lui ce qui lui manque. Plus de misère, plus d'état mélancolique. C'est ce que Lasègue exprimait en ces termes si saisissants : « Plus une mélancolie est légitime, plus son pronostic est favorable. » Il faut ajouter cependant que l'hospitalisation ordinaire, simple, de ces malades pourrait n'être pas suffisante. Il est préférable d'user des méthodes d'assistance mixtes, tenant le milieu entre l'asile fermé et l'hospice des vieillards. La surveillance médicale technique dans les colonies de familles est précisément une de ces méthodes d'assistance complexe.

L'asile encombré rend donc certaines cures difficiles. Je prétends que cet encombrement peut même, dans certains cas, aggraver l'état de certains internés.

Cette idée qu'en internant un malade à l'asile on peut le rendre tout à fait fou, n'est pas toujours un préjugé vulgaire. C'est ce qu'exprimait déjà Royer du Loiret (en 1837), lorsqu'il s'écriait : « En introduisant au milieu d'une troupe de fous incurables un malade atteint de folie récente ou passagère, vous compromettez la guérison, vous la rendez à jamais impossible; il n'y aura bientôt plus dans l'asile qu'un incurable de plus. » Ces cas de délire aggravés par le voisinage de délirants autres est un fait avéré aujourd'hui. Je n'en veux qu'une preuve, cette forme psychopathique décrite par les auteurs anglais sous le nom d'*Asylum dementia*.

En résumé, nous reprochons à nos asiles actuels un encombrement dont voici les conséquences : 1° confusion des aigus et des chroniques, d'où il suit que les curables se trouvent en quelque sorte perdus et noyés dans le flot montant des malades autres; 2° l'insuffisance, en nombre s'entend, des médecins devant la foule des internés. Résultat : diminution croissante des cures.

Il y a donc urgence à faire cesser l'encombrement de nos asiles. Et cela ne peut se faire que par la séparation des curables et des incurables.

Cette idée de séparer les aliénés curables des autres, a pour elle une autorité médicale que personne ne contestera : dans un rapport adressé à M. le Ministre de l'Intérieur, sur un programme des réformes les plus urgentes à apporter au régime des aliénés, dès 1817, Esquirol s'exprimait ainsi :

« Dans nos asiles, on admet les aliénés curables et on garde ceux qui ne guérissent point, aussi est-il vrai de dire que nous n'avons point, en France, d'établissement spécial exclusivement consacré au traitement de l'aliénation mentale. Il conviendrait de faire un petit nombre d'établissements dans chacun desquels on pourrait recevoir 150 à 200 aliénés mis en traitement. Ces établissements serviraient de modèle, d'école d'instruction et d'objet d'émulation pour les autres maisons.

« L'aliéné, pour y être admis, ne devrait point avoir été traité ailleurs, et sa maladie ne devrait dater que d'un an au plus, il ne pourrait rester plus de deux ans dans l'hôpital, aussitôt qu'il serait reconnu incurable, il serait évacué. »

Cette nécessité de substituer à l'asile actuel l'hôpital des curables et l'hospice des incurables a frappé vivement les membres du Conseil général de la Sei :e, et quelques-uns ont cherché le moyen de commencer cette opération aux moindres frais. Dans son rapport général sur le service des aliénés, notre collègue M. Dubois a proposé la création, dans les environs de Paris, de fermes-asiles pouvant contenir 200 malades au plus. Il y aurait là un moyen de débarrasser les asiles des déments, des idiots, des épileptiques, des convalescents, de tous ceux enfin qui n'ont pas besoin de la surveillance rigoureuse des asiles fermés. Nous pensons, en nous appuyant sur l'expérience heureuse de Dun-sur-Auron, que pour un grand nombre de ces malades, le système de colonisation familiale pourrait rendre de très prompts services.

Dans un récent article écrit à propos du projet de réforme de la loi de 1838 et du rapport de M. Dubief sur ce projet, un éminent aliéniste, M. Marandon de Montyel, s'exprime en ces termes :

« On ne saurait trop approuver le projet de loi, de permettre les colonies familiales pour les déments séniles et les idiots qui y seront envoyés après un séjour d'observation dans les asiles, colonies familiales, confiées aux soins de médecins et de gardes spéciaux, et soumis au contrôle d'inspecteurs, choisis par le Conseil supérieur et nommés

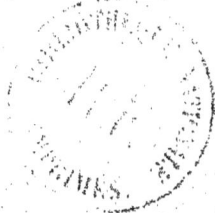

par le Ministre de l'Intérieur. J'ai la conviction, en effet, que l'avenir de l'hospitalisation de la folie est dans l'abandon de la méthode de l'internement pour la méthode de liberté et l'*Open-Door*. Aussi reprocherais-je à la Commission de la Chambre de s'être arrêtée en si beau chemin. Pourquoi ne se montrer généreux qu'envers les déments et les idiots ? Pourquoi ne pas avoir étendu le bénéfice des colonies familiales aux aliénés calmes et inoffensifs ? Nombreux sont les malades auxquels, sans doute, un changement de milieu est indispensable pour guérir, mais qui n'ont nullement besoin d'une surveillance spéciale, puisqu'ils sont tranquilles et que leur mal ne les rend pas méchants ! Plus nombreux encore sont les déments non séniles, relativement jeunes, mais déjà vieux dans la folie, rendus paisibles et inoffensifs par la chronicité de la maladie et qu'on est obligé de recueillir parce que, incapables de gagner leur vie et d'être livrés complètement à eux-mêmes, ils n'ont pas de famille, ou parce que les leurs, travaillant hors de chez eux, seraient forcés de les laisser seuls à la maison, et n'ont les moyens ni de les surveiller, ni de subvenir à leurs besoins. Tous ces malades sont d'excellents sujets pour les colonies familiales, les y placer serait améliorer leur sort et en même temps réaliser une grosse économie ; je souhaite vivement que cette lacune soit comblée.

« Les déments séniles ne sont pas les seuls malades que l'on pourrait ainsi enlever à l'asile pour le désencombrer. »

« Eliminer les déments séniles seuls ne saurait suffire, écrit M. le Dʳ Marie ; pourquoi fermer les yeux à l'évidence ? Pourquoi s'en tenir aux demi-mesures ? Tous les modes d'assistance doivent être utilisés : l'hôpital des maladies mentales et nerveuses manque ; constituons-le sans créer trop d'asiles nouveaux, mais en rendant surtout à leur vraie destination les asiles actuels encombrés. Eliminer les chroniques se peut faire de nombre de façons, tant par l'annexion de chronicks-blocks pour gâteux et impotents, comme en Grande-Bretagne, par le développement des asiles-fermes pour les débiles et imbéciles valides, que par la création de centres multiples de placements familiaux pour déments et séniles.

« On a demandé le placement direct et immédiat des déments dans un hospice ou en colonies, sans passer par l'asile. Ils doivent, selon moi, toujours passer par l'asile, comme en Ecosse et en Hollande, et, après observation suivie et évacuation, continuer à être soumis à une surveillance technique et à des soins spéciaux. Ce qu'on englobe sous l'étiquette générale de déments comprend des catégories très diverses dont le passage par l'asile doit être énergiquement maintenu. L'aliéniste seul peut juger de ces questions de diagnostic de psychoses tardives, de démence simple ou de combinaisons autres. »

On le voit, par toutes les citations qui précèdent, la tendance des aliénistes modernes est de continuer l'œuvre d'émancipation des aliénés dont le premier ouvrier fut Pinel.

Il ne leur suffit plus de voir l'aliéné, débarrassé de ses chaînes, élevé à la dignité de malade. Non seulement ils sont partisans du système du « No restraint, » mais ils entendent bien en outre n'être plus dupes de la confusion classique entre le changement de milieu et la séquestration. L'incontestable succès obtenu à Ville-Evrard par notre distingué confrère, M. Marandon de Montyel, rallie de nombreux suffrages à la pratique d'asile aux portes ouvertes.

Eh bien, pour un grand nombre de ces malades que l'on peut mettre en liberté sous la surveillance de quelques gardiens, l'application de l'assistance familiale nous semble désirable. Il suffit pour tenter cet essai sans péril de donner quelque extension à l'infirmerie centrale des colonies. Un asile en petit où l'on pourrait réintégrer sur l'heure l'assisté devenant dangereux pour lui et pour les autres, et cette très sérieuse police mutuelle que les nourriciers exercent au mieux de leurs intérêts les uns pour les autres sur leurs communes pensionnaires, nous donnent toutes garanties. Qu'est après tout Dun-sur-Auron sinon la réalité de ces colonies en village que réclament quelques aliénistes modernes? De même que tel paysan qui, poussé par le chômage, sollicite dans nos asiles une place d'infirmier, de même des villages entiers réunis par certaines éventualités économiques ou industrielles s'offrent à nous comme gardiens collectifs pour certaines catégories de nos malades. Au bout de quelques années les uns comme les autres deviennent des professionnels. L'expérience en a été faite à Dun-sur-Auron.

L'application du traitement familial à Dun-sur-Auron n'est donc que la suite logique du grand mouvement qui tend à rendre l'asile à sa véritable destination d'hôpital de traitement pour les aliénés à la phase aiguë.

Vers l'année 1890, un ouvrage de M. le Dr Féré appelait l'attention sur l'encombrement croissant de nos asiles et indiquait les avantages qu'on pouvait tirer du régime familial. En 1890 une visite de conseillers généraux de la Seine eut lieu au Gheel belge, et sur les rapports favorables que présentèrent deux d'entre eux : MM. Deschamps et Berry, le département de la Seine voulut tenter un essai. Au même moment, M. le Dr Marie venait d'obtenir la bourse de voyage que le département de la Seine mettait en concours, et il choisissait les colonies écossaises comme but de ce voyage. Il en revint avec un rapport contenant des conclusions favorables.

Nommé par le Ministre de l'Intérieur à la direction de la colonie naissante, M. le Dr Marie vit le rôle de la colonie tracé par une instruction ministérielle en date du 5 octobre 1892. Les premiers transferts eurent lieu fin novembre de la même année et l'expérience de Dun commença.

Avec 504 entrées en cinq ans, la colonie n'a eu que 89 décès, 6 sorties, 25 réintégrations à l'asile et en tout une évasion unique. Le prix payé pour les malades aux nourriciers est de 1 fr. 15 en moyenne, en échange du logement, du couchage (draps compris) et de l'alimentation. Celle-ci comporte obligatoirement de la viande fraîche quatre jours par semaine, ainsi qu'un litre de vin.

L'habillement, la chaussure et le linge de corps sont aux soins et à la charge de l'administration.

L'administration est représentée à Dun par un médecin de la Seine (M. le Dr Marie) ; deux assistants, un régisseur, un homme de peine et une infirmière.

Les locaux se composent : des bureaux, des logements du personnel et d'une infirmerie centrale de 15 lits (en voie d'agrandissement), d'une lingerie, d'un vestiaire, d'un service de bains, d'une chambre d'isolement.

Tous frais généraux compris, sauf l'amortissement des locaux, dont le coût d'établissement s'élève à 38,000 francs environ, ce qui représente à peu près le prix de fondation des lits d'infirmerie, la journée d'un malade revient à Dun à 1 fr. 15, au lieu de 2 fr. 90 à Paris et de 1 fr. 40 dans la plupart des asiles de province où nous hospitalisons par traité.

Actuellement le chiffre des malades est de 300. On disposerait facilement de places suffisantes pour un nombre double de malades, soit à Dun, soit dans les communes voisines. J'ajoute que les demandes de nourriciers sollicitant des pensionnaires affluent à l'administration et cependant, contrairement à la colonie de Gheel, la colonie de Dun est une colonie de repos, les hospitaliers ne travaillent que sur leur désir exprimé et, en échange d'une rémunération payée soit par l'administration, soit par les nourriciers. D'ailleurs, les prix de travail sont dans ces derniers cas fixés par l'administration et la rentrée assurée par des retenues sur les prix de journées.

Dun assiste jusqu'ici, principalement les aliénés chroniques et les déments séniles ou vésaniques, reconnus, après observation spéciale, inoffensifs et, à ce titre, susceptibles d'être placés dans des familles sous une surveillance médicale constante. Quant à l'action curative, elle se restreint encore forcément à l'amélioration possible des chroniques ainsi placés. C'est ce que le Dr Turnbull appelle l'action tonique du *Private develling système*, et ce que le Dr Fraser (rapport d'inspection des colonies familiales d'Ecosse 1889), expose ainsi :

« Une amélioration de l'état mental se produit fréquemment pour les malades envoyés de l'asile en famille. Le changement peut être attribué à l'influence inhibitoire du milieu ambiant, une fois que le malade est soumis à des soins particuliers. La société de personnes saines, l'exemple des nourriciers, la présence des enfants et différentes autres causes, tout, de près ou de loin, influe sur son caractère. Il en résulte souvent que le malade paraît plus raisonnable qu'il n'est en réalité et quelquefois le devient réellement. Il comprend bien vite que les écarts de caractère ou de paroles choquent la famille où il est. Ayant toujours des exemples de gens raisonnables, il en subit l'influence constante et il est amené naturellement à modeler sa conduite sur celle de ses compagnons.

« On observe ce changement très rapidement, et des malades que, à une première visite, on serait tenté de porter comme devant retourner à l'asile, après sursis, à un second examen, sont retrouvés transformés. »

L'éminent directeur de Gheel, le Dr Péters, considère, en outre, l'action du régime familial comme un appoint précieux pour accélérer la convalescence des aliénés aigus en voie de guérison. Et c'est dans cet ordre d'idées que se placent un grand nombre de conseillers généraux de la Seine qui verraient, avec satisfaction, l'essai de Dun étendu à l'hospitalisation transitoire d'aliénés convalescents sortants. Ils trouvent dans les six sorties (cures) obtenues à Dun, une preuve de l'action favorable du système familial sur certaines psychoses curables, en particulier certaines psychoses mélancoliques tardives. Mais ils réclament dans ce cas une extension de l'infirmerie centrale permettant la réintégration sur l'heure de malades délirantes dont l'état apparaîtrait comme momentanément incompatible avec la vie en famille.

Vous le voyez, Messieurs, tel ce philosophe qui démontrait le mouvement en marchant, telle la colonie de Dun-sur-Auron, créée en 1892, comme un modeste essai d'hospitalisation de vieillards destiné à diminuer l'encombrement des asiles, a, par la force même des choses, et sans qu'on puisse lui reprocher d'accidents sérieux, prouvé l'utilité de la colonisation familiale pour le traitement de certaines formes de l'aliénation mentale.

Il m'a semblé désirable de porter ces résultats devant l'opinion. Je ne compte pas certes rallier tous nos confrères à ma manière de voir, mais le témoignage d'un Conseil général comme celui de la Seine n'est pas sans valeur et il suffira je l'espère pour appeler l'examen attentif du fonctionnement de la colonie qu'il a fondée et pour provoquer l'éloge ou la critique des médecins compétents.

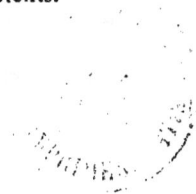